BEI GRIN MACHT SICH IHR WISSEN BEZAHLT

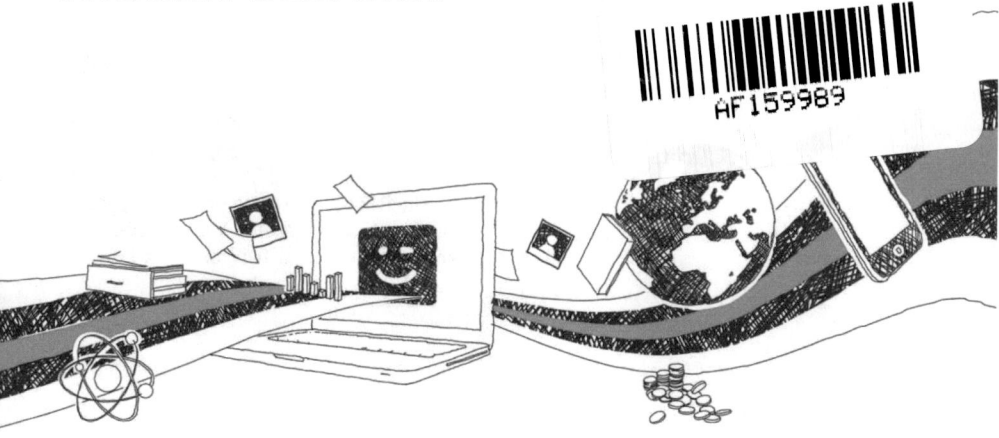

- Wir veröffentlichen Ihre Hausarbeit, Bachelor- und Masterarbeit

- Ihr eigenes eBook und Buch - weltweit in allen wichtigen Shops

- Verdienen Sie an jedem Verkauf

Jetzt bei www.GRIN.com hochladen und kostenlos publizieren

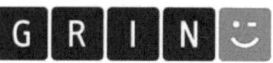

Bibliografische Information der Deutschen Nationalbibliothek:

Die Deutsche Bibliothek verzeichnet diese Publikation in der Deutschen Nationalbibliografie; detaillierte bibliografische Daten sind im Internet über http://dnb.dnb.de/ abrufbar.

Dieses Werk sowie alle darin enthaltenen einzelnen Beiträge und Abbildungen sind urheberrechtlich geschützt. Jede Verwertung, die nicht ausdrücklich vom Urheberrechtsschutz zugelassen ist, bedarf der vorherigen Zustimmung des Verlages. Das gilt insbesondere für Vervielfältigungen, Bearbeitungen, Übersetzungen, Mikroverfilmungen, Auswertungen durch Datenbanken und für die Einspeicherung und Verarbeitung in elektronische Systeme. Alle Rechte, auch die des auszugsweisen Nachdrucks, der fotomechanischen Wiedergabe (einschließlich Mikrokopie) sowie der Auswertung durch Datenbanken oder ähnliche Einrichtungen, vorbehalten.

Impressum:

Copyright © 2006 GRIN Verlag, Open Publishing GmbH
Druck und Bindung: Books on Demand GmbH, Norderstedt Germany
ISBN: 978-3-668-01886-0

Dieses Buch bei GRIN:

http://www.grin.com/de/e-book/134952/bewegungsverhalten-und-motorische-entwicklung-im-lebensabschnitt-alter

Melanie Könnecke

Bewegungsverhalten und motorische Entwicklung im Lebensabschnitt Alter

GRIN Verlag

GRIN - Your knowledge has value

Der GRIN Verlag publiziert seit 1998 wissenschaftliche Arbeiten von Studenten, Hochschullehrern und anderen Akademikern als eBook und gedrucktes Buch. Die Verlagswebsite www.grin.com ist die ideale Plattform zur Veröffentlichung von Hausarbeiten, Abschlussarbeiten, wissenschaftlichen Aufsätzen, Dissertationen und Fachbüchern.

Besuchen Sie uns im Internet:

http://www.grin.com/

http://www.facebook.com/grincom

http://www.twitter.com/grin_com

Philipps-Universität Marburg
Fachbereich Erziehungswissenschaften
Institut für Sportwissenschaft und Motologie

Bewegungsverhalten und motorische Entwicklung im Lebensabschnitt Alter

Studiengang Motologie WS 2006/2007
Seminar: Konzepte im Arbeitsfeld Seniorinnen und Senioren

Inhaltsverzeichnis

1 Einleitung 1
2 Motorische Entwicklung im Alter 1
   2.1 Grundlagen der Motorischen Entwicklung im Alter 2
   2.2 Kennzeichen der Altersmotorik 2
3 Bewegung im Alter 5
   3.1 Bedeutung der Bewegung 5
      3.1.1 Instrumentelle Bedeutung 6
      3.1.2 Explorierend – Erkundende (Wahrnehmend – Erfahrende) Bedeutung. 7
      3.1.3 Soziale Bedeutung 7
      3.1.4 Personale Bedeutung 7
   3.2 Bewegungsverhalten im Alter 8
4 Bezug zur Motologie 9
5 Literaturverzeichnis 12

1 Einleitung

Der Körper ist ein Leben lang und vor allem im Alter permanenten Veränderungen ausgesetzt, die sich deutlich auf das Bewegungsverhalten auswirken können. Dennoch gibt es wesentlich weniger Forschungsberichte für diesen Lebensabschnitt als für die Entwicklung im Kindes- oder Jugendalter. Der Grund dafür liegt in der früheren Annahme, dass die Entwicklung mit der „Vollreife" (d.h. mit dem 18. Lebensjahr) abgeschlossen sei und somit der Lebensabschnitt Alter in seiner Entwicklung nicht als Forschungsgegenstand galt (vgl. Oerter & Montada 2002). Außerdem spielte die motorische Entwicklung vor allem in ihrer Bedeutung für die Gesamtpersönlichkeit keine herausragende Rolle in der Geriatrie (Wissenschaft der Alternsprozesse) und auch die Bewegung hatte in ihrer Bedeutung für den SeniorInnenbereich kaum Ansehen. Mittlerweile ist die motorische Entwicklung über die gesamte Lebensspanne als integrativer Bestandteil der Entwicklung der Gesamtpersönlichkeit des Menschen anerkannt, findet aber leider noch nicht genügend Berücksichtigung (vgl. Philippi-Eisenburger 1990).

Die vorliegende Arbeit beschäftigt sich mit dem Bewegungsverhalten und der Motorischen Entwicklung im Lebensabschnitt Alter sowie der Rolle der Motologie diesbezüglich. Aufgrund des Umfangs der Arbeit können diese Aspekte nur kurz angerissen werden.

2 Motorische Entwicklung im Alter

Der (kalendarisch) alternde Körper ist ständigen Veränderungen unterworfen, die sich wiederum auf das Bewegungsverhalten auswirken. Da die Bewegung in der Motologie nach PHILIPPI-EISENBURGER (1990) die Grundlage der Handlungs- und Kommunikationsfähigkeit darstellt, bedingen Veränderung in der Motorik möglicherweise auch Veränderungen in der Handlungskompetenz. Somit kann die motorische Entwicklung auch im Alter in Verbindung mit der Persönlichkeitsentwicklung in Zusammenhang gebracht werden (vgl. Philippi-Eisenburger 1990). „Die motorische Entwicklung steht mit der Entwicklung anderer Persönlichkeitsbereiche in engster Wechselwirkung. Sie ist für die affektive

Entwicklung bedeutsam und bildet in Verbindung mit der Wahrnehmung die Basis der kognitiven Entwicklung; sie hat grundlegende Bedeutung für die Kommunikation und soziale Integration, sie ist als Bestandteil der Handlung konstituierend für Selbstbild und Identität" (Philippi-Eisenburger 1990, 46).

2.1 Grundlagen der Motorischen Entwicklung im Alter

„Motorik umfaßt alle Formen der Bewegung und Haltung, des Ausdrucks und der Kommunikation, ist eingebunden in Handlungszusammenhänge und Situationsbezüge. Bewegung und Wahrnehmung sind eine nicht zu trennende Einheit, mit der das Individuum die unlösbare Interaktion mit der Umwelt in dem biologischen System Umwelt-Organismus realisiert" (Philippi-Eisenburger 1990, 37).

Mit zunehmendem Alter verändert sich das motorische Verhalten des Individuums im Sinn und Zweck sowie in der Form und dem Inhalt der Bewegung. Dadurch verändert sich „[...] nicht nur ihre Bedeutung für die Persönlichkeit, sondern auch die Persönlichkeit selbst" (Philippi-Eisenburger 1990, 37).

Adaptationsprozesse der motorischen Entwicklung die Piaget (1975) zeigte und Schilling (1990)[1] in seiner Arbeit und der Entwicklung des kompetenztheoretischen Ansatzes aufgriff, behalten auch im Alter ihre Gültigkeit. Hierbei geht es dabei weniger um das Erlernen von neuen Wahrnehmungs- und Bewegungsmustern als vielmehr um das Erhalten der vorhandenen Muster durch entsprechende Anreize beispielsweise in Form von Sinnesschulung (vgl. Philippi-Eisenburger 1990).

2.2 Kennzeichen der Altersmotorik

Ausgehend von biologischen und physiologischen Veränderungen, denen ein Mensch im Laufe des Lebens, vor allem im fortgeschrittenen Lebensalter ausgesetzt ist, vollziehen sich neben strukturellen Organveränderungen auch Funktionsveränderungen (vgl. Philippi-Eisenburger 1990). „Diese Veränderungen wirken sich auch auf das Bewegungsverhalten aus und sind von daher auch Kennzeichen der motorischen Entwicklung im Alter" (Philippi-Eisenburger 1990, 42), wobei diese Kennzeichen weder zwangsläufig, noch in dem Ausmaß und zu ganz unterschiedlichen Zeitpunkten auftreten können (vgl. Philippi-Eisenburger 1990). Zu den Merkmalen der Alterungsprozesse des ZNS gehören die Verminderung der

---

[1] Das Prinzip der Adaptation mit Assimilation und Akkomodation kann hier aufgrund der Ausführlichkeit dieser Thematik nicht ausführlich behandelt werden.

Anzahl der Nervenzellen, die verringerte Durchblutung des Gehirns, die Verkalkung (infolge der Einlagerung von Stoffwechselendprodukten) in den Hirnzellen sowie die Abnahme der funktionsfähigen Synapsen und die Einschränkung der Nervenleitgeschwindigkeit und der biochemischen Prozessreaktionen. Außerdem atrophiert das Gehirn in seiner gesamten Größe und die Sauerstoffaufnahme und der Gehirnstoffwechsel verschlechtern sich. Infolgedessen kann es teilweise zu Einschränkungen der kognitiven Funktionen, wie z.b. Erinnerungsvermögen und Merkfähigkeit und der Funktionen der Sinnesorgane kommen. Ebenso können Teilfunktionen der Bewegungssteuerung wie Aufmerksamkeit, Reaktions- und Koordinationsfähigkeit eingeschränkt sein (vgl. Philippi-Eisenburger 1990). „Aber dennoch muß die Leistungsfähigkeit des Gehirns nicht notwendigerweise stark absinken, vorausgesetzt, es findet entsprechende Anreize" (Philippi-Eisenburger 1990, 43). „So wie bei vielen anderen Organen ist gerade die Leistungsfähigkeit des Gehirns entscheidend vom geistigen Training abhängig" (Prokob & Bachl 1984, 28 zit. In Philippi-Eisenburger 1990, 43).

„Aus dem Zusammenwirken dieser vielfältigen Prozesse lassen sich einige Kennzeichen der Altersmotorik ableiten:

1. Das maximale Herzleistungsvermögen nimmt ab bei Steigerung der Leistungsanforderung durch erhöhten Blutdruck aufgrund der Veränderung der Gefäßwände. Aber dennoch ist die Leistungsfähigkeit des Herz-Kreislauf-Systems prinzipiell bis ins hohe Alter aufrecht zu erhalten – allerdings nur unter der Voraussetzung regelmäßigen (Ausdauer-) Trainings und entsprechender gesundheitsfördernder Lebensweise[2].

2. Durch Verfestigung der Gewebestrukturen der Lunge, Verringerung des Atem Minuten-Volumens, der Vitalkapazität etc. erfolgt insgesamt eine verringerte Atemleistung und es besteht die Gefahr der Verknöcherung des Brustkorbes, die die Atmung zusätzlich erschwert.

3. Die Abnahme der Muskelmasse, die Versteifung der Gelenke, das Nachlassen der Elastizität von Sehnen und Bändern durch Verringerung des Wassergehaltes,

---

[2] Die Auswirkungen von Ausdauertraining auf die cardio-pulmonale Leistungsfähigkeit sind eindeutig und vielfach belegt; vgl. z.B. zusammenfassend: HOLLMANN/HECK (1981); ROST (1981) (zit. In Philippi-Eisenburger 1990, 43)

Ablagerungen etc. bewirken insgesamt eine Einschränkung der gesamten Bewegungsfähigkeit, die Zunahme einer relativen Schwäche und Langsamkeit, Steifheit und Ungelenkigkeit und eine Verkrümmung der Wirbelsäule.

4. Die Abschwächung der neuronalen Erregungs- und Impulstätigkeit und die Abbauprozesse in den Stammganglien des Gehirns können – zusammen mit psychisch bedingter Bewegungsunlust – zu allmählich zunehmender Bewegungs- und Ausdrucksarmut führen (als pathologische Variante zeigt sie sich im sog. Parkinson-Syndrom).

5. Die verminderte Nervenleitgeschwindigkeit führt zu Veränderungen der (prämotorischen) Reaktionszeit; vermutet wird auch ein vermindertes Reaktionsvermögen auf Wahrnehmungsreize.

6. Sinnesleistungen vor allem des Auges und des Gehörsinns, lassen allgemein nach, wodurch die situative Orientierung und Anpassung erschwert wird. Der Geschmacks- und Geruchssinn erfährt eine mehr oder weniger deutliche quantitative Veränderung durch Verringerung der Empfindlichkeit; die Reduzierung der Tastkörperchen führt zur Abnahme der taktilen Sensibilität.

7. Die neurophysiologischen Veränderungen bewirken ein Nachlassen der Bewegungskontrolle bei feineren Präzisionsbewegungen – insbesondere dann, wenn sie nicht ständig geübt werden.

8. Alle Bewegungsformen, die nicht ständig ausgeübt werden (in Alltagsmotorik oder Sport), bedürfen zunehmend der bewußten cerebralen Steuerung und Kontrolle. Die Koordinationsfähigkeit läßt insgesamt nach und damit auch die Fähigkeit zu Simultanbewegungen.

9. Generell herabgesetzt ist die Fähigkeit zur Adaptation an physikalische Umweltbedingungen.

10. Im vegetativen Nervensystem wird eine Verschlechterung der Anpassungsprozessesichtbar, die sich in subjektiven Beschwerden wie Schlaflosigkeit, Schwindelgefühl, Verdauungsbeschwerden zeigen. Durch dosierte Belastungs- und Bewegungsreize können die Anpassungsleistungen verbessert

werden, indem Sympathicus und Parasympathicus feiner abgestuft und wirkungsvoller in Aktion treten.

11. Stoffwechselprozesse (die sich vorwiegend in der Muskulatur abspielen) können ebenso auch im Alter durch Bewegungsübungen reguliert werden. Zumal hier neben dem altersbedingten geringeren Grundumsatz häufig pathologische Erscheinungen (wie z.B. Erhöhung des Cholesterinspiegels) vorliegen" (Philippi-Eisenburger 1990, 43f.).

Der älter werdende Organismus steht den erschwerten Umweltbedingungen im Gegensatz zu jüngeren Lebensjahren hilfloser gegenüber. Bezüglich dispositioneller und konstitutioneller Voraussetzungen und infolge veränderter Umweltfaktoren, wie Lebenssituation und –weise, Bewegungsmangel, Ernährung etc. erhöht sich im Alter die Anfälligkeit für Erkrankungen und verschlechtert sich Fähigkeit zur Genesung. Dennoch ist es nachgewiesen, dass die Leistungsfähigkeit des Organismus erhalten bleiben kann. Die biologisch-physiologischen Altersveränderungen können also durch entsprechendes individuelles Bewegungstraining positiv beeinflusst werden. „Viele Phänomene, die wir bisher als normale Folgen des Alternsprozesses verstanden haben, können zumindest zu wesentlichen Teilen Folgen mangelnder Aktivität, mangelnder Übung sein (...) und nicht vorzugsweise unabwendbare Folgen des Alternsprozesses" (Meusel 1983a, 271 zit. In Philippi-Eisenburger 1990, 44).
Im Alter tritt oft eine Schonhaltung auf, die den Altersabbau zu beschleunigen droht. Denn „ein Organ, das zu sehr geschont wird und nicht gezwungen ist, ein Mindestmaß an Reizen zu bewältigen, reduziert mit der Zeit seine Funktionsfähigkeit" (Philippi-Eisenburger 1990, 45).

3 Bewegung im Alter

3.1 Bedeutung der Bewegung

Eine der wichtigsten Aspekte im Alter ist die Erhaltung oder Wiederherstellung der Beweglichkeit, welche einen großen Einfluss auf Selbständigkeit, Unabhängigkeit, Zufriedenheit und Kompetenz im Alter hat. In diesem Zusammenhang ist von der körperlichen, geistigen, psychischen und sozialen Beweglichkeit die Rede. Bewegungseinschränkungen können zu Einschränkungen in der Alltagsbewältigung führen und darüber hinaus beeinflusst die Förderung der Beweglichkeit eine Stabilisierung der persönlichen Entwicklung (vgl. Philippi-Eisenburger 1991).

„Bewegung ist Leben oder Leben ist Bewegung – der Mensch ist auf Bewegung hin angelegt. Bewegung ist das Mittel, mit dem wir uns der Welt zuwenden und uns in ihr zurechtfinden. Bewegung ist nicht nur der koordinierte Einsatz von Muskeln, Sehnen und Gelenken, von Bewegungsapparat und Zentralnervensystem, sondern sie ist immer auch mit einer bestimmten Bedeutung gefüllt, die ihr derjenige gibt, der sich bewegt. [...] Die Bewegungshandlungen haben jeweils ihren eigenen Sinn. Ohne Bewegung ist es nicht möglich, sich in der Welt zurecht zu finden und selbständig und kompetent zu leben. Bewegung ist für menschliches Dasein von grundlegender Bedeutung – und das in mehrerer Hinsicht" (Philippi-Eisenburger 1991, 9).

Die unterschiedlichen Bedeutungsgehalte von Bewegung im Leben eines Menschen wurden von Grupe (1982) aufgeschlüsselt und werden im Folgenden kurz erläutert.

3.1.1 *Instrumentelle Bedeutung*

Hierbei handelt es sich um unbewusste Bewegungshandlungen um ein bestimmtes Ziel zu erreichen und so den Alltag zu meistern und die Existenz zu sichern. Die instrumentelle Bedeutung beinhaltet also funktional-produktive Aspekte von Bewegung, im Sinne mit der eigenen Bewegung etwas erreichen, bewirken, her- oder darstellen zu können. Dazu gehören Bewegungen wie z.B. das Fenster öffnen, einen Kaffee kochen, zum Bus laufen etc. Sobald der Körper in irgendeiner Weise eingeschränkt ist, beispielsweise durch Schmerzen o.a. sind auch diese Bewegungen und die damit verbundenen Handlungen begrenzt und damit die selbständige Bewältigung des Alltags. „Gerade mit zunehmendem Alter erfahren viele Menschen beginnende Einschränkungen in dieser instrumentellen Verfügbarkeit über den Körper. [...] Im Alltagsleben zeigt sich jeden Tag neu, ob jemand seine Beweglichkeit und damit seinen Bewegungs- und Lebensraum erhalten kann: Körperpflege, Einkaufen, Kochen etc. sind täglich zu leistende Bewegungsaufgaben – und sie bedürfen zu ihrer Bewältigung ständig Übung." (Philippi-Eisenburger 1991, 10).

3.1.2 Explorierend – Erkundende (Wahrnehmend – Erfahrende) Bedeutung

Die wahrnehmend-erfahrende Bedeutung umfasst Wahrnehmungsaspekte, indem durch explorative Bewegungen sinnliche Erfahrungen über die eigene Körperlichkeit, sowie die materiale und mitmenschliche Umgebung gesammelt werden. Der Mensch erfährt also etwas über die Dinge, Geräte, Materialien etc. und setzt sich mit den physikalischen Eigenschaften der Welt auseinander. Die Sensomotorische Erkenntnisgewinnung ist einer der wesentlichen Anteile der Intelligenz (vgl. Piaget „Begreifen durch Greifen"). Die materiale Auseinandersetzung mit der Welt ermöglicht die Realisierung des Umweltbezuges. Im Alter verringern sich mehr und mehr die Gelegenheiten neue Erkenntnisse zu gewinnen, zum Teil aufgrund mangelnder Möglichkeiten und zum Teil aus Gründen der Sicherheit, da der vertraute Rahmen oft nicht mehr verlassen wird, zum Beispiel um etwas Neues auszuprobieren oder sich an Unbekanntes zu wagen (vgl. Philippi-Eisenburger 1991).

3.1.3 Soziale Bedeutung

Die Bewegung ist in diesem Sinne ‚Vermittelndes Element' bei der Interaktion mit anderen. Für diese sozialen Beziehungen bietet in erster Linie unser leiblich-motorischer Apparat die Möglichkeit, in sozialen Situationen zu handeln, mit anderen Menschen umzugehen, Verbindungen zu ihnen aufzunehmen, aufrechtzuerhalten oder sie auch abzubrechen. Solche sozialen Bedeutungen der Bewegung besitzt man nicht so einfach, man muss sie lernen und man erwirbt sie durch die Bewegung. Anfangs ist die Bewegung, bevor sich die Sprache entwickelt, die einzige Kommunikationsform des Kindes. Die soziale Aktivität hängt stark von der Sicherheit im Umgang mit anderen ab und kann durch Bewegung (miteinander) gefördert werden. Im Alter besteht die Herausforderung wieder selbst neue Kontakte aufzubauen, wenn sich z.B. familiäre Strukturen verändert haben (vgl. Philippi-Eisenburger 1991).

3.1.4 Personale Bedeutung

Mit Hilfe der Bewegung erfahren wir etwas über uns selbst, denn die Erfahrungen der Bewegung, sind Erfahrungen des eigenen Körpers. Der Mensch erlebt sich selbst und kann sich entsprechend verändern und verwirklichen. „Je mehr positive, also erfolgreiche Bewegungserfahrungen gemacht werden können, desto positiver ist die Auswirkung auf das Selbstbild, die personale Identität" (Philippi-Eisenburger 1991, 11). Im Alter müssen Bewegungsfähigkeiten immer wieder neu angepasst werden, da sich die körperlichen und motorischen Voraussetzungen ständig verändern. Darauf muss der ältere Mensch reagieren und diese Veränderungen verarbeiten. Die drohenden oder vorhandenen Bewegungseinschränkungen wirken auf das Selbstwertgefühl (vgl. Philippi-Eisenburger 1991). „Die Auseinandersetzung mit der körperlichen Leistungsfähigkeit, die Akzeptanz der sich verändernden Bewegungsfähigkeit und die Anpassung an die zur Verfügung stehenden Bewegungsmöglichkeiten sind wichtige Bestandteile zur Erhaltung der Identität – trotz der oder mit den beginnenden Einschränkungen" (Philippi-Eisenburger 1991,11).

Diese Bedeutungsdimensionen von Bewegung gehen in der Alltagswirklichkeit des Menschen fließend ineinander über und sind nicht generell voneinander zu trennen. Sie können jedoch durch die jeweilige Situation und Entwicklungsstufe eines Menschen eine besondere Gewichtung erhalten.

3.2 Bewegungsverhalten im Alter

„Sport und Bewegung das ist doch nichts mehr für mich. Das ist doch was für junge Leute. Das kann ich nicht mehr. Und ich will mich ja auch nicht blamieren."
Bewegungsaktivitäten werden im Alter oft abgelehnt, „weil ‚das' nichts mehr ‚für das Alter' ist" (Philippi-Eisenburger 1990, 47). Das Bewegungsverhalten im Alter ist zunehmend durch ‚Vorsicht und Behutsamkeit' geprägt. Das Bild der Bewegung des ‚typischen Alten' nach BUYTENDIJK ist gekennzeichnet durch „[...] Mangel an Bewegungsdrang, langsames Tempo, schwerfälliger Bewegungsanfang und Distanzierung" (In Philippi-Eisenburger 1990, 48). Auch MEINEL/SCHNABEl beschreiben diesbezüglich eine im äußeren Erscheinungsbild starke Verminderung des Bewegungsbedürfnisses, gemessene, verhaltene, langsame Bewegungsführung und eine gewisse Starrheit und Stereotypie [...]" (In Philippi-Eisenburger 1990, 48). Aber diese Charakteristika des Bewegungsverhaltens älterer Menschen bedarf nach PHILIPPI-EISENBURGER einiger Differenzierungen. „Das Bewegungsverhalten kann durch Unlust, Starrheit, Stereotypität gekennzeichnet sein – aber dann sind verschiedene andere Persönlichkeits- und Situationsvariablen wesentlich prägender

als die Altersvariable. Mit Sicherheit kann die Leistungsfähigkeit junger Jahre im Alter nicht aufrechterhalten werden – aber das Bewegungs- und Ausdrucksvermögen muß nicht altersbedingt zwangsläufig monoton, abgehackt und schwunglos werden." (Philippi-Eisenburger 1990, 48). Des Weiteren haben sich in den letzten Jahren mit den veränderten Lebensumständen und -einstellungen und der damit verbundenen Wandels der Altenpopulation auch die Altersveränderungen verschoben. „Die Kennzeichen, die heute z.b. dem mittleren bis späteren (im Unterschied zum späten) Erwachsenenalter zugeschrieben werden, werden zunehmend auch für Menschen, die kalendarisch älter sind als dort angenommen, zutreffend sein" (Philippi-Eisenburger 1990, 48).

Das Bewegungsverhalten älterer Menschen ist außerdem gekennzeichnet durch die erschwerte Durchführung von Kombinationsbewegungen (z.B. Reden oder Handschuhe anziehen beim Gehen). „Eine Kombination und Verknüpfung von verschiedenen Bewegungsabläufen oder Richtungsänderungen auszuführen, ist im Alter erschwert und zusätzlich durch Tempoverzögerungen geprägt, so daß insgesamt von einer verlangsamten Motorik ausgegangen werden muß" (Philippi-Eisenburger 1990, 49).

„Daß die Altersmotorik Bewegungsdistanz, Koordinationserschwerung, Bewegungseinschränkungen und Tempoverzögerungen mit sich bringt, kann leicht dazu führen, auch geistig und psychisch zu ‚verlangsamen' und sich so sehr von der Welt und vom Leben zu distanzieren, daß das Alter nur noch ein eher freudloses Dahinleben – ein Aushalten und nich ein Gestalten des Lebens ist" (Philippi-Eisenburger 1990, 49f.)

4 Bezug zur Motologie

„Diesen Kreislauf: Bewegungsdistanz – Bewegungsunlust – Bewegungsmangel – Bewegungseinschränkung – etc. zu durchbrechen und dem Menschen die Möglichkeit zu geben, sich mit der Altersmotorik und seinem sich verändernden Körper zurechtzufinden und an der Welt teilzuhaben muss Anliegen bewegungsgeragogischer Maßnahmen sein" (Philippi-Eisenburger 1990, 50).

Marianne Eisenburger entwickelte aus dem Ansatz der Motopädagogik heraus das Konzept der Motogeragogik. Im Vordergrund ihrer Überlegungen steht die Stabilisierung, Erhaltung oder Wiedergewinnung der Handlungsfähigkeit zur Bewältigung der anfallenden Lebensaufgaben durch die Stärkung der Ich-, Sach- und Sozialkompetenz. Beweglichkeit und Verfügbarkeit über den Körper sind Grundlage der Handlungsfähigkeit und damit der Selbstständigkeit und Unabhängigkeit, Zufriedenheit und Kompetenz im Alter. Bewegungseinschränkungen erschweren demgegenüber die Bewältigung der alltäglichen Aufgaben, schränken die Mobilität ein. Diese Bewegungsunsicherheit kann sich negativ auf das Selbstvertrauen auswirken. Die Themen der Motogeragogik sind aus der thematischen Analyse der Lebenssituation alter Menschen abgeleitet. Sie zielen auf Lebensbewältigung und Daseinsgestaltung, Selbstaktivierung und Sinnfindung im Lebensabschnitt Alter ab. Daraus ergeben sich die Kompetenzen die zur Bewältigung der Entwicklungsaufgaben und Daseinsthemen älterer Menschen notwendig sind. „Die Themen der Motogeragogik umschreiben [...] gleichzeitig Persönlichkeitsbereiche, die über Bewegung gefördert werden und die Inhaltsbereiche der Motogeragogik" (Philippi-Eisenburger 1990, 134).

Die Themen der Motogeragogik werden im Folgenden tabellarisch dargestellt. Auf eine inhaltliche Erläuterung wird in diesem Rahmen verzichtet. Siehe dazu auch Semesteraufzeichnungen von Marianne Eisenburger (Seminar Arbeitsfeld Senioren und Seniorinnen) sowie Philippi-Eisenburger, M. (1990). Bewegungsarbeit mit älteren und alten Menschen.Theorie und Praxis der Motogeragogik; Philippi-Eisenburger, M. (1991). Praxis der Bewegungsarbeit mit Älteren.

Bezug zur Motologie

KOMPETENZ-BEREICHE	ICH-KOMPETENZ (Person)	SOZIAL-KOMPETENZ (Soziales Netzwerk)	SACH-KOMPETENZ (Umwelt)

E F
R E
F L
A D
H E
R R
U
N
G
S
	• Körpererfahrung
	• Wahrnehmung
	• Biologisch-organische Grundlagen
	• Bewegungsfähigkeit
	• Bewegungsgeschichten (Alltagsmotorik)
	• Gedächtnis
	• Entspannung
		• Gemeinsames Tun
		  - Singen
		  - Tanzen
		  - Spielen
		• Kommunikation
		• Interaktion
			• MaterialeErfahrung
			  - Umgang mit den Dingen (Zweck / Gebrauch)

Abb. Themen der Motogeragogik (zusammengestellt aus: Eisenburger Semesteraufzeichnungen Seminar Arbeitsfeld Seniorinnen und Senioren WS 2006/2007)

„Bewegung ist Bestandteil der Persönlichkeit und der Handlungsfähigkeit des Menschen. Bewegung ist die Grundlage der Fähigkeit zum kompetenten Umgang mit sich selbst, zum sinnvollen Handeln in und mit der materialen und sozialen Umwelt. Bewegung sichert die Unabhängigkeit und Selbständigkeit und ermöglicht die aktive Gestaltung des eigenen Lebens. Beweglichkeit ist Voraussetzung und Bedingung der alltäglichen Daseinsbewältigung, der Mobilität und der sozialen Aktivität" (Philippi-Eisenburger 1991, 12).

5 Literaturverzeichnis

Gruppe, O. (1982). *Bewegung, Spiel und Leistung im Sport: Grundthemen der Sportanthropologie.* Schorndorf: Hofmann.

Oerter, R. & Montada, L. (2002). *Entwicklungspsychologie. Ein Lehrbuch.* Weinheim: Beltz.

Philippi-Eisenburger, M. (1990). *Bewegungsarbeit mit älteren und alten Menschen. Theorie und Praxis der Motogeragogik.* Schorndorf: Hofmann.

Philippi-Eisenburger, M. (1991). *Praxis der Bewegungsarbeit mit Älteren.* Schorndorf: Hofmann.

Schilling, F. (1990) Das Konzept der Psychomotorik - Entwicklung, wissenschaftliche Analysen, Perspektiven. In: G. Huber/H. Rieder/ G. Neuhäuser (Hrsg.), *Psychomotorik in Therapie und Pädagogik* (57-77). Dortmund: Verlag modernes lernen.

BEI GRIN MACHT SICH IHR WISSEN BEZAHLT

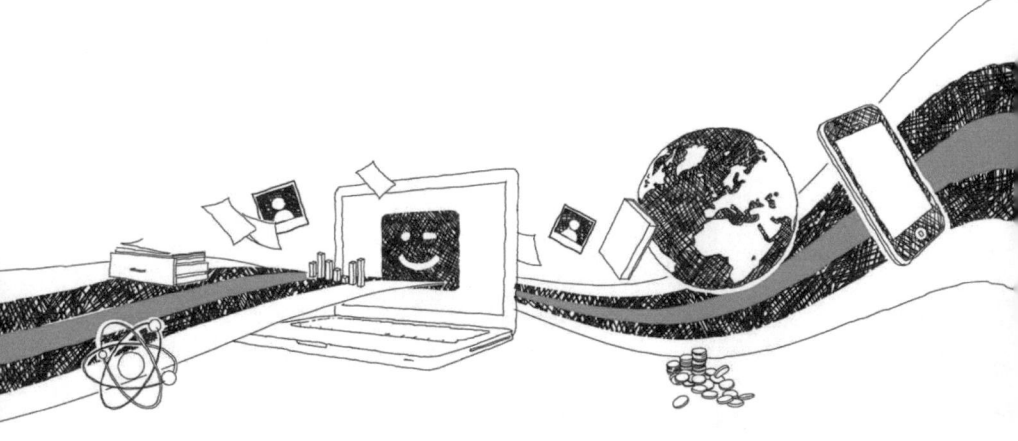

- Wir veröffentlichen Ihre Hausarbeit, Bachelor- und Masterarbeit

- Ihr eigenes eBook und Buch - weltweit in allen wichtigen Shops

- Verdienen Sie an jedem Verkauf

Jetzt bei www.GRIN.com hochladen und kostenlos publizieren

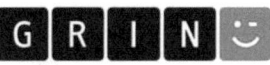